HYGIÈNE DENTAIRE

ET

DENTS ARTIFICIELLES

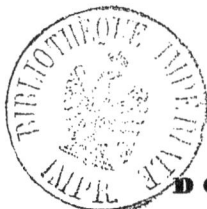

PAR

DORIGNY,

MÉDECIN DE LA FACULTÉ DE PARIS,
DOCTEUR EN CHIRURGIE DE L'UNIVERSITÉ D'IÉNA,
MEMBRE DE L'ACADÉMIE DES ARTS ET MÉTIERS, ETC.

TOURS

IMPRIMERIE LADEVÈZE

1861.

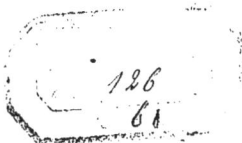

I.

Holà, Monsieur, dit Montaigne, vous me
la baillez belle, avec vos citations de textes
et de scolies. Cicéron dit ainsi : Que m'im-
porte? Platon conclut de cette sorte: Qu'est-
ce que cela me fait? Aristote décide autrement : Qu'y puis-je? Ce qu'il me plairait de
savoir, ce n'est pas ce que les autres ont
pensé, mais ce que vous pensez vous-même.

Ce n'est pas sans hésitation qu'un praticien sérieux peut écrire aujourd'hui sur *l'art dentaire*, la déconsidération qui s'attache à la profession de dentiste explique et justifie cette hésitation.

D'abord, est-ce une profession? est-ce un métier? cela n'est pas encore bien défini ; l'art dentaire n'est pas même regardé comme une branche bâtarde de la médecine ou de la chirurgie, il n'est pas à ces sciences ce que la photographie est à la peinture.

Les maladies des dents mieux étudiées, quelle partie précieuse fourniraient-elles au diagnostic , s'est écrié Piorry ! Malgré la parole du maître , peu de médecins s'en sont préoccupés , non qu'ils crussent cette spécialité en dehors de leur ressort, mais parce qu'ils l'ont trouvée aux mains d'ignorants et d'empiriques de toutes catégories. Honoré de Balzac a dit que le métier d'agent d'affaires est celui des gens qui n'en ont pas ; combien n'est-ce pas encore plus vrai pour le dentiste. A quelques honorables exceptions près, l'art dentaire est exercé par des gens d'autant plus dangereux , que leur âpreté au gain égale seule leur incapacité.

Tandis qu'en Amérique on ne compte plus les colléges et les cours spéciaux institués pour les jeunes hommes qui se proposent d'exercer l'art dentaire ; tandis que les principes de la chirurgie et de la médecine dentaires , la pratique et la mécanique de cet art forment le programme des cours et qu'un certificat de quatre ans au moins d'études suivies est exigé de tout candidat qui se présente pour obtenir un grade ; chez nous tous les fruits secs de l'industrie, les écumeurs de l'asphalte , les vétérans des petits métiers , les ex-fureteurs d'affaires véreuses , les pîtres et les clowns en retraite , peuvent s'improviser dentistes du jour au lendemain. Ils n'ont pour se réveiller tels qu'à payer six mois de loyer d'avance et à poser des écussons à leur porte d'entrée.

L'étude de la chimie fait aujourd'hui partie de l'enseignement primaire donné aux enfants des classes travailleuses. Oui, dans nos écoles communales même, l'enfant, destiné à être ouvrier est familiarisé dès son jeune àge avec les premiers termes et les premiers principes de cette science , qui lui fera mieux saisir, dans l'apprentissage de son état, la raison des démonstrations qui lui seront faites , parce que , connaissant déjà les causes , il appréciera mieux les effets. Mais ces dentistes, poussés en une nuit comme des cryptogames , se rient de cette science indispensable ; ses progrès incessants sont pour eux lettres-mortes, leur ambition se borne à acquérir le tour de main et leur habileté à prendre à gage des ouvriers experts à sculpter l'Osanore.

Une réclame continue dans laquelle les titres de médecins et de chirurgiens sont usurpés, la publication de certificats de complaisance où les noms de sauveurs leur sont prodigués, la propagation de brochures dans lesquelles ils se donnent comme inventeurs de procédés qui n'ont de nouveau que le nom dont ils les affublent, suffisent pour les faire prendre au sérieux par la majorité du public qui, dès lors, apprend le chemin de leurs salons. *Vulgus vult decipi. Sicut erat in principio et nunc et semper.*

Avec le temps, quelques-uns de ces dentistes-marrons acquièrent une certaine aptitude, une certaine entente du travail ; aussi mettent-ils l'habileté des doigts au-dessus de la science, et clament-ils sur les toits que pour limer ou obturer une dent, pour estamper une plaque et pour faire un crochet il n'est pas besoin d'être chimiste. Ils peuvent devenir mécaniciens, mais ils ne seront jamais médecins-dentistes. Ils sauront construire une pièce ; mais l'art de guérir leur sera toujours étranger. S'ils étaient intelligents, s'ils aimaient l'art qu'ils exploitent, ne serait-il pas blessant pour eux de ne pouvoir se rendre compte des résultats qu'ils obtiennent, d'ignorer les causes agissantes et de ressembler aux machines qu'une force inconnue fait fonctionner.

Sauf les exceptions honorables dont nous avons parlé, mais à la porte desquelles peuvent seuls frapper les favorisés de la fortune, le domaine dentaire est donc l'apanage de l'ignorance et du charlatanisme. Ce domaine est leur, ils le gardent comme un camp ; et c'est porter atteinte à leur propriété que de chercher à édifier le public sur la valeur des procédés et des systèmes.

Quand donc nos législateurs compteront-ils avec les accidents quotidiens que l'ineptie des dentistes improvisés provoquent ? quand reconnaîtront-ils qu'il existe une lacune dans

la loi ; que l'art dentaire fait partie intégrante de l'art de
guérir, et que l'argent et la santé du public ne sont pas plus .
compromis chez l'empirique qui exerce illégalement la médecine que chez le dentiste de hasard?

Un fait curieux à consigner, c'est que ce sont les plus
ignares, les gens à prendre le Pirée pour un homme, ceux qui
ne connaissent même pas l'anatomie de la dent, qui ont, à
profusion, écrit sur l'art dentaire, faisant de leurs publications
le parangon de la réclame. Ah ! c'est qu'ils savent qu'il n'est
pas jeté dans la rue un morceau de papier imprimé qui ne soit
lu et que la majorité du public, peu initiée à ces matières, ne
discerne ni l'inanité de leurs brochures ni l'intérêt qu'ils ont à
divaguer, à déraisonner sur leur art.

Ces quelques lignes expliquent l'hésitation avec laquelle
nous prenons la plume.

Ou la partie intelligente du public, fatiguée de tant de brochures imbécilles, n'honorera point notre travail d'un coup
d'œil, ou nos confrères de rencontre (les gens à qui il faut la
nuit pour faire leurs affaires détestent cordialement l'invention des lanternes) étoufferont notre voix sous les coups répétés
de leurs grosses caisses.

Fontenelle a dit : *Si j'avais les mains pleines de vérités, je
me garderais bien de les ouvrir.* Mais, à cette maxime égoïste
nous préférons l'aphorisme de Montesquieu : *Eclairez les
dupes, il n'y aura plus de fripons.* — Nous avons une vérité
dans la main ; ouvrons la main, quitte à donner raison une
fois de plus au vieux Fontenelle.

II.

La carie dentaire, comme une foule d'autres maladies, est un fruit de la civilisation.

Autrefois, on conservait ses dents jusqu'à l'âge le plus avancé. Nous en trouvons la preuve dans l'histoire ancienne, dans les textes des lois assyriennes et hébraïques. En Égypte, ne punissait-on pas par la perte d'une incisive, — stigmate indélébile, puisqu'alors on ne remplaçait pas les dents, — les crimes pour lesquels chez nous, naguère encore, on infligeait la marque ?

Les catacombes de Rome, les ossuaires gallo-romains, les catacombes de Paris même, ne sont-ils pas là pour témoigner qu'avant le XVIIIe siècle la carie était une maladie à peu près inconnue ?

Flourens a dit avec raison que l'homme ne meurt pas, mais qu'il se tue avec ses passions, ses jouissances et le régime qu'il suit, régime d'autant plus pernicieux qu'il s'éloigne de l'état de nature.

Les sauvages ne connaissent pas la carie, et parmi les animaux, seuls, ceux qui vivent dans nos milieux, autrement dit les animaux domestiques, sont atteints de la carie dentaire.

L'éloignement de la vie primitive a été une source féconde de maladies ; l'art de la cuisine en est venu, de perfectionnement en perfectionnement, à n'être qu'un art meurtrier : ce sont nos ragoûts variés, nos sauces épicées, nos condiments étranges, nos boissons dites apéritives ou digestives, qui multiplient chaque jour les maladies des dents..... et les dentistes.

Que dans les grands centres comme Paris, où la sophistication est organisée sur la plus vaste échelle, où la chimie se fait complice de la fraude, où les liquides sont frelatés, où les aliments sont dénaturés ; que dans les grands centres, disons-nous, la carie exerce ses impitoyables ravages, cela se conçoit jusqu'à un certain point ; mais qu'il en soit ainsi dans ces provinces privilégiées où il existe un trop-plein de produits *naturels*, voilà ce qui ne peut s'expliquer que par l'incurie, l'insouciance et l'entraînement à satisfaire tous les appétits.

L'homme est ainsi fait, qu'il dédaigne le bien qu'il a sous la main, et qu'il s'ingénie à gâter, par des condiments inutiles, les produits sains, naturels et bienfaisants qui germent sous ses pieds ou mûrissent sur ses collines.

Nous ne savons pas nous garder des excès culinaires. Lors même que nous avons conscience du dommage qu'apportera aux dents tel plat raffiné, nous nous surprenons prêts à dire, comme cet enfant gourmand cité par Fontenelle : *Donnez-m'en trop, s'il vous plaît ?*

Les femmes ne cèdent guère moins que nous aux tentations de la table. La locution dont leur manière de manger a enrichi la langue (*manger du bout des dents*) prouve simplement qu'elles mangent en moindre quantité, et le mal ne gît pas dans la quantité, il résulte de la qualité des mets et des bois-

sons ingérés. En outre, les produits de la confiserie et de la
pâtisserie ont pour les femmes des sollicitations auxquelles
elles ne résistent guère ; chose d'autant plus regrettable, que
chez elles les prédispositions aux maladies dentaires sont plus
nombreuses que chez l'homme.

Il existe, à propos de l'alimentation, une erreur que nous
combattrons succinctement ici : beaucoup de personnes s'ima-
ginent que l'usage des aliments solides, consistants, entraîne
l'altération des dents. C'est là une erreur capitale ; il faut aux
dents de l'exercice ; et les aliments mous, n'ayant pas besoin
d'être mâchés, mais s'avalant comme un liquide, laissent dans
un état de repos tout à fait pernicieux les dents, qui se couvrent de tartre, et dont l'émail devient alors d'une grande
friabilité. La meilleure preuve à fournir à l'appui, c'est que,
lorsqu'une personne, parce qu'elle a des dents cariées, ne
mâche que d'un côté, les dents du côté opposé restant dans
l'inaction, s'encroûtent de tartre, et les gencives deviennent
fongueuses. Il est donc hygiénique de mâcher des aliments
d'une certaine consistance.

Une alimentation rationnelle ne suffit pas pour préserver
les dents de la carie ; il faut encore observer cette première loi
inscrite au code de l'hygiène : la propreté.

Il est condamné à la perte prématurée de ses dents, celui
qui exile de son cabinet de toilette la brosse et la poudre denti-
frice, ou qui n'en fait pas un usage quotidien.

Mme Necker, qui a commis un fort joli mot lorsqu'elle a
dit : La propreté est la toilette de la vieillesse, aurait dû
dire : La propreté est la toilette de tous les âges. Si les Maho-
métans possèdent, et c'est incontestable, des dents plus saines
et plus blanches que les Occidentaux, c'est que, outre leur
abteste, c'est-à-dire leurs cinq ablutions quotidiennes, ils
doivent, en sortant du logis et en y rentrant, avant et après

chaque repas, se laver minutieusement la bouche, la barbe et
les mains.

Chez nous, ce n'est que dans la classe riche que les soins
de propreté sont observés, encore ne le sont-ils qu'à peu près ;
mais dans nos campagnes, dans la classe commerçante, et
surtout dans la classe ouvrière, ne croirait-on pas, tant on
en use parcimonieusement, que l'eau coûte son pesant d'or ?

Ce n'est que lorsque le tartre envahit la denture, lorsque
les dents se déchaussent, qu'on a recours à la brosse, et, re-
mède souvent pire que le mal, aux opiats et aux dentifrices
que le charlatanisme invente. Ces cosmétiques cachent, sous
une appellation prétentieusement scientifique, leur inanité et
même leur nocuité. Les sels ou les acides minéraux qui en
forment la base sont de pernicieux agents, et nul ne doit
admettre d'opiats ou de dentifrices dans son cabinet de toilette s'ils n'ont été composés par un pharmacien ou par un
praticien digne de confiance. Si le hasard seul guide votre
choix, si vous vous laissez tenter par les réclames qui vous
sollicitent, vous serez trompé neuf fois sur dix, et vous hâterez
l'œuvre de destruction commencée.

C'était l'observation constante de la loi de propreté, qui
assurait aux matrones romaines la conservation de leurs dents
jusqu'à l'âge le plus avancé. La danseuse Galeria, qui parut
sur la scène devant Auguste, à l'âge de 104 ans ; Terentia,
cette épouse de Cicéron qui vécut jusqu'à 103 ans, moururent
avec des dents qui feraient l'orgueil de nos jeunes coquettes.
Les dames romaines donnaient à l'hygiène de la bouche les
soins les plus assidus. Elles laissaient dire Juvénal et Pétronne,
et elles avaient raison (1).

(1) On traite la chose aussi sérieusement, dit Juvénal, que s'il s'agissait de
la vie et de l'honneur.

De nos jours, les femmes ne consacrent pas moins de temps à leur toilette — (on mettrait moins de temps, a dit le R. P. Menot, à nettoyer une écurie où il y aurait quarante chevaux), — mais n'en prélèvent pas assez pour les soins de la bouche.

Un régime rationnel et la propreté conserveront les dents à quatre-vingt-quinze personnes sur cent. Néanmoins, il est des cas où l'observation de ces deux lois de l'hygiène ne saurait suffire.

En effet, bien que la destruction des dents ait pour cause unique le contact d'un ou de plusieurs acides, cette destruction est presque toujours favorisée par des causes prédisposantes que le sujet ne saurait reconnaître ou combattre lui-même, telles que la qualité du tissu des dents, leur forme, leur arrangement, les lésions traumatiques.

La qualité du tissu dentaire, qui varie selon les tempéraments, la forme des dents (si elles sont trop coniques, elles laissent au collet des triangles vides où se loge le détritus alimentaire), leur arrangement qui, vicié souvent par l'irrégularité de la seconde dentition, donne asile à ce même détritus et offre, selon une expression heureuse, de vrais laboratoires aux acides destructeurs ; enfin, les lésions traumatiques, qui privent les dents de leur enveloppe émaillée, sont, avec l'hérédité, la gestation, l'allaitement, des causes prédisposantes de carie contre lesquelles les soins de propreté sont impuissants.

Puis, viennent les causes occasionnelles, l'acidité de la salive, des sécrétions buccales et du suc gastrique, qui accompagne toujours les maladies de l'estomac. Dans ce dernier cas, surtout chez les individus d'un tempérament lymphatique, l'émail, d'abord lentement attaqué, devient friable, se décompose peu à peu, et l'ivoire moins résistant, parce qu'il est cartilagineux et moins pénétré de sels calcaires, se détruit avec rapidité.

Il faut alors avoir recours aux connaissances d'un de ces praticiens qui ont élevé la profession de dentiste à la dignité d'un art, qui savent étudier les idiosyncrasies des tempéraments, et qui enfin, ayant marché avec le progrès, peuvent professer l'art de guérir.

Mais c'est habituellement lorsque le mal est produit, qu'on fait appel à la science du dentiste ; il aurait pu prévenir ; il ne peut plus que réparer.

Chose incroyable, cette coupable négligence se rencontre aussi bien chez la femme que chez l'homme ; et cependant la femme sait que sans dents blanches et saines il n'est pas de beauté pour elle. Quelle désillusion, lorsqu'une jeune femme ouvre la bouche, et qu'au lieu de l'écrin charmant que notre œil s'attend à voir entr'ouvert, il ne rencontre que d'affreux vides ou des dents irrégulières, trop longues, cariées ou noirâtres ! Aussi, la femme qui a de vilaines dents ne rit-elle que des yeux. Sans de belles dents, point d'attrayant sourire.

C'est par le mauvais état des dents que peuvent s'expliquer la timidité et la défiance de soi-même chez certaines femmes, la gaucherie chez certains hommes. Dans combien de circonstances l'absence des dents a-t-elle paralysé les moyens et enrayé le mérite !

Une mauvaise denture fait soupçonner la fétidité de l'haleine, et presque toujours ce soupçon est justifié.

Nous ne partageons pas l'opinion de Rousseau, qui prétendait que l'odorat est le sens de l'imagination. Quelque agrément qu'on puisse trouver dans la conversation d'un homme d'esprit, si sa bouche n'est pas saine, on aime à causer avec lui..... à distance.

Chacun sait combien l'absence des dents vicie la prononciation. Que d'orateurs se sont fait écouter, qui ne débitaient cependant que des choses ordinaires, mais qui attachaient par la netteté de leur débit !

Plus chez la femme encore que chez l'homme, la voix est un instrument de séduction. Il est des femmes qui sont puissantes par le son seul de leur voix, s'écriait saint Prosper ; elles touchent, elles remuent le cœur, et on les aime avant d'avoir même songé à les regarder.

Cette fascination ne saurait être exercée par les femmes à qui tout ou partie des dents fait défaut, car l'absence des dents les fait zézayer ou rend leur parole hésitante, leur prononciation empâtée.

Jamais, a dit Alfred de Musset :

> Non, jamais l'insensé, jamais le moribond,
> Celui qui perd l'esprit, ni celui qui rend l'âme,
> N'ont oublié la voix de la première femme
> Qui leur a dit tout bas ces quatre mots si doux
> Et si mystérieux : *My dear child I love you.*

C'est que ces mots là n'ont jamais pu sortir que d'une bouche jeune, belle et saine, et que la femme qui les balbutie est toujours, selon l'expression de Martial, *ore floridulo nitens.*

Ce n'est point tant la première ride que la chute des premières dents qui sonne, pour la femme, la retraite de la jeunesse.

« Quand on a été belle, disait la marquise de Créqui, on a bien du mal à s'avouer du jour au lendemain qu'on a cessé de l'être. J'ai été assez heureuse pour compter plus de cinquante années sans m'apercevoir des ravages du temps. J'avais le goût des ajustements coquets, et lorsque ma femme de chambre me demandait quelle robe je voulais mettre ; ma robe couleur de rose et mes rubans vert-gai, répondais-je ; je les ai mis hier; pourquoi ne les porterais-je pas aujourd'hui ? Ce n'est que lorsque ma première dent est tombée que j'ai dit adieu à ma chère robe rose, à mes chers rubans vert-gai. »

La perte des dents est pour les femmes une véritable bataille de Waterloo, surtout en France, où la femme laide n'a pas, comme ailleurs, la ressource de faire oublier les défectuosités de son visage, en montrant de l'esprit ; puisque, si nous en croyons Mme de Girardin, bon juge en pareille matière, en France toutes les femmes ont de l'esprit ; puisque, a dit encore Mme de Staël, quelles que soient la force et l'étendue d'esprit d'une femme, quelle que soit l'importance des objets dont elle s'occupe, sa figure est toujours une raison d'être dans l'histoire de sa vie.

III.

La durée de la vie humaine est proportionnée à la perfection ou à l'imperfection avec laquelle s'exécutent les diverses fonctions dont l'ensemble constitue la vie (1) ; la digestion est l'une de ces fonctions et l'une des plus importantes ; or, la digestion est subordonnée à la mastication. *Illum , qui non bene masticaverit, animam suam odisse constat*, est un axiome fort ancien. L'estomac réclame impérieusement une lacération et une trituration parfaite des aliments ; si la mastication est insuffisante , le travail de chymification ne s'accomplit pas ou s'accomplit mal, et les produits que livre alors l'estomac à l'organisme ne sauraient réparer ses pertes. La plupart des gastralgies et des gastrites n'ont d'autres causes qu'une mastication défectueuse. M. Oudet, qui fait autorité dans notre art, a déclaré avoir constaté plus de cent cas d'affections stomacales et intestinales, contre lesquelles les ressources de la médecine

(1) Physiologie et chirurgie dentaire.

étaient restées impuissantes et les avoir vues sensiblement décroître et même disparaître, par suite de l'application d'un dentier qui permettait aux malades de mâcher convenablement.

Aussi les dents artificielles ne sont-elles point une invention moderne. Du jour où furent constatés et compris les désordres graves qu'occasionne dans l'organisme l'absence des dents, les dents artificielles furent trouvées (1).

A cette considération si puissante : la santé, venait encore se joindre la question de plastique. Toutes nos dents ont entre elles une telle harmonie qu'aucune ne peut être brisée ou enlevée, sans que les dents voisines ou correspondantes n'en souffrent à l'instant. Ainsi, lorsque les incisives supérieures viennent à manquer, les incisives inférieures n'étant

(1) Ceux qui attribuent à Abulcasis, célèbre médecin arabe, qui vivait au XIIe siècle, l'invention des dents factices n'ont jamais lu Martial. Diverses épigrammes de ce poëte satirique et un amendement à la loi des douzes tables (amendement emprunté aux lois grecques) nous prouvent que les dents artificielles étaient d'un usage général en Grèce et à Rome (1).

Les morts peuvent être ensevelis et incinérés avec l'or qui lie leurs dents, dit la loi:

Neve aurum addito, ast quum auro dentes vincti erunt, cum illo sepelire urereve, etc.

Æglé et Lecania achètent leurs dents, dit Martial, et le soir Galla ôte les siennes en même temps que sa robe.

Sic dentata sibi videtur Ægle
Emptis ossibus, indicoque cornu.

Thaïs habet nigros, niveos Lecania dentes.
Quæ ratio est? Emptos hæc habet, illa suos.

Nec dentes aliter, quam Serica, nocte reponas.....

IN GALLAM, ép. 38, liv. IX.

(1) Cette note ne détruit nullement l'assertion émise dans le chapitre précédent, à savoir que la carie est due à l'éloignement de la vie primitive. En effet, au moment où Martial écrivait, le luxe asiatique avait depuis longtemps pénétré à Rome.

plus maintenues, se déchaussent et s'allongent jusqu'à ce qu'elles rencontrent la gencive supérieure, dans laquelle s'imprime leur extrémité, et en même temps, poussées par la langue, elles se dirigent en avant avec d'autant plus de facilité qu'elles sont toujours rapidement ébranlées.

Si ce sont les molaires qui font défaut, les joues se creusent, les mâchoires tendent à se rapprocher par suite des contractions de leurs muscles puissants, les incisives inférieures frappent sur le talon des dents d'en haut, et celles-ci, n'offrant pas une résistance suffisante, sont jetées en avant, tandis que les inférieures s'allongent à mesure que cèdent celles du haut. Et cela arrive toujours, à moins pourtant (mais le cas est fort rare) que toutes les dents ne se rencontrent d'aplomb et sans se croiser. Enfin, lorsque la presque totalité des dents est perdue, soit par suite de carie, d'accidents ou de vieillesse, les alvéoles se rétrécissent et s'oblitèrent, les mâchoires s'affaissent et il en résulte une déformation dans la charpente osseuse de la face, le coin des lèvres se ride, le nez et le menton se rapprochent.

Règle générale, on ne réclame les secours de la prothèse que lorsque l'on perd ses dents apparentes, les dents antérieures; c'est là un grand tort. Dès qu'on a perdu ses molaires, on doit avoir recours aux dents artificielles. Dans notre système dentaire si admirablement disposé, à chaque dent est dévolu un rôle spécial; les incisives et les canines coupent et divisent les aliments que broient et triturent les molaires. Essayer de faire jouer aux incisives un rôle que leur forme ni leur position ne peuvent leur permettre de remplir, autrement dit, essayer de mâcher avec, c'est les vouer fatalement à une destruction prompte et complète, et condamner à l'état morbide ses fonctions digestives.

Ainsi que nous l'avons dit dans le précédent chapitre, l'absence des dents est aussi une pierre d'achoppement pour la

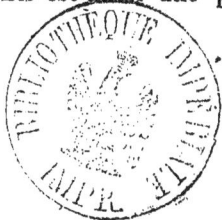

2

prononciation. Que d'orateurs célèbres, que de comédiens émérites ont fait dire qu'ils vieillissaient, quand leur talent était encore plein de verdeur et lorsque souvent on ne se serait pas aperçu que le temps avait marché pour eux, s'ils ne s'étaient point obstinés à répudier les dents artificielles !

Lors même que la santé ne serait pas en jeu, les exigences de la plastique donneraient à ces dents gain de cause, surtout en France, où, comme le disait, il y a quelques jours encore, Mme du Vaussel, *une figure belle ou seulement régulière est une recommandation muette.*

Les plaisanteries dirigées contre les dents artificielles dorment dans l'arsenal des épigrammes usées ; ces dents seront toujours et quand même employées par les hommes, parce qu'il y va de leur santé et de leur beauté ; par les femmes, parce qu'il y va de leur beauté et de leur santé.

Qui, d'ailleurs, aurait le courage de railler cette jeune femme à qui un accident enlève une des perles qui ornent sa bouche, et qui s'empresse de faire combler cette brèche malencontreuse ?

Voudriez-vous que cette bouche fraîche et rieuse se déshabituât du sourire qui lui allait si bien ? pourriez-vous reprocher l'artifice d'une dent factice à cette jeune fille qui comprend que la beauté est le premier trésor des femmes, et qui pressent que les femmes ne sont aimées que parce qu'elles sont belles ? *Contemnunt (homines) spinam quum cecidere rosæ.*

Qui donc oserait railler cette jeune mère qui vient redemander à l'art les dents que la maternité lui a coûtées, et qui ne les redemande peut-être que pour pouvoir mieux sourire à son enfant ?

Les dents ont été données aux animaux pour mordre, l'homme croit généralement qu'elles lui ont été données pour mâcher ; mais la femme sait qu'elles lui ont été données pour être belle (1).

La femme sait qu'il n'est pas de bijou qui vaille une boucle de ses cheveux, pas de diamant qui vaille une de ses dents.

Railler une femme de ce qu'elle cherche à dissimuler la perte d'une dent, c'est la railler de ce qu'elle s'efforce de plaire ; mais la femme, comme l'a dit si bien Mme de Rieux, la femme n'est-elle pas née pour cela, vit-elle pour autre chose, ne vieillit-elle pas avec le regret de n'avoir pas assez plu, ne meurt-elle pas avec le chagrin de ne plus plaire ?

Le beau est la splendeur du vrai, s'est écrié Platon. *Rien n'est beau que le vrai*, a déclamé Boileau ; *etiamsi omnes, ego non.* Que tous les philosophes et tous les satiriques se liguent pour chanter la même antienne, nous soutiendrons, nous, qu'il en est de certaines illusions dans la beauté de la femme comme des fictions de théâtre, où la vraisemblance a tout l'attrait de la vérité.

(1) On s'étonnait un jour de l'attachement de Scheridan pour Miss S...... une des plus belles mais une des plus sottes personnes des trois Royaumes-Unis. — Je ne l'écoute jamais, dit l'écrivain orateur, mais je la regarde parler.

IV

L'art du dentiste est resté, pendant des milliers d'années, à l'état embryonnaire ; et ce fut seulement dans le courant du siècle dernier que des progrès un peu sensibles furent constatés.

Nous allons montrer, par deux exemples, combien au commencement de ce siècle l'art dentaire était loin de ce qu'il est aujourd'hui.

M. Audibran-Chambly doit sourire, s'il relit maintenant, lui qui exerce encore et qui a marché avec le progrès, la brochure qu'il publia en 1808, et dans laquelle il déclarait l'art dentaire arrivé à son apogée de perfection.

Dans l'atelier d'un bon praticien, disait-il, il n'est point de difficultés qui ne soient surmontées, et l'art est le rival de la nature (*p. 85, Essai sur l'art du dentiste*).

Or, voici une opération que M. Audibran décrit quelques pages plus loin, et qu'il avait pratiquée deux ans auparavant:

« En l'an 1806, le 13 avril, M. Armand, demeurant rue du Petit-Reposoir, vint me consulter relativement à une petite incisive cariée, au côté droit de la mâchoire supérieure. Plusieurs personnes, ayant vu cette dent défectueuse, lui avaient conseillé de la faire extirper et remplacer par une autre, qu'un Savoyard se laisserait arracher (1). Il se transporta chez moi pour avoir mon opinion.

« Les principes que j'ai reçus de mes maîtres, les meilleurs ouvrages des meilleurs auteurs (2) que j'ai étudiés, et plus encore les demi-succès que j'ai obtenus dans ce genre d'opération, tous ces motifs réunis déterminèrent ma réponse, laquelle détruisit les scrupules de M. Armand. Il s'occupa de suite à chercher quelqu'un qui voulût consentir à perdre une dent. Huit jours après, il m'amena deux individus. J'examinai lequel possédait la dent la plus convenable pour remplacer celle que je devais tirer à M. Armand. Le choix fait, je fis placer M. Armand dans un fauteuil, le Savoyard dans un autre ; j'enlevai avec beaucoup de précautions et de légèreté la dent du Savoyard, ensuite celle de M. Armand. Les deux dents arrachées se trouvèrent parfaitement ressemblantes sous tous les rapports ; je me hâtai, après avoir reconnu la vraie conformité, de mettre à la place de la dent gâtée arrachée à M. Armand, la dent saine du Savoyard....

« Quatre jours après, j'examinai la dent et la trouvai assez solide ; un peu d'inflammation survint ensuite ; elle ne dura que trois jours. Mais, deux mois après, il se produisit une telle inflammation, que la figure de M. Armand était méconnaissable ; les douleurs excessives qu'il ressentait le forcèrent à me mander. Je ne doutai pas que ce ne fût la dent que je lui avais plantée qui le mettait en cet état et lui

(8) A cette époque la transplantation des dents était fort en vogue, et, moyennant quelques sous, les jeunes ramoneurs se laissaient arracher les dents les plus saines. Ces dents allaient meubler la bouche d'une riche chlorotique, d'une danseuse avariée ou d'un parvenu qui voyait ses dents l'abandonner au moment où lui venait la fortune. Aujourd'hui les enfants de la Savoie ne se font plus arracher leurs meilleures dents pour quinze sous, mais peut-être regrettent-ils de ne plus trouver d'acheteurs? On voit bien encore en Bretagne, les jours de foire, des jeunes filles qui consentent à se laisser couper leurs longues et soyeuses chevelures en échange d'un foulard de Chollet.

(2) Dans les ouvrages concernant l'art dentaire, il n'y a de bon que ce qu'il y a de meilleur.

occasionnait une fluxion prodigieuse. Je l'ôtai donc ; il sortit du fond
de l'alvéole du sang mêlé de pus ; ce sang portait avec lui une odeur
très-fétide. Le malade éprouva du soulagement ; mais, quelques jours
après, il perça à la gencive un petit abcès par lequel découla une
matière blanchâtre. Ce trou fistuleux résista pendant quatre mois à
tous les spécifiques, etc., etc. »

Chose singulière, c'est par les différents portraits de
Washington, et par un autographe de ce libérateur des États-
Unis, que nous apprendrons ce qu'était l'art dentaire en
Amérique au commencement de ce siècle.

Les Américains, qui depuis ont marché dans la voie du
progrès à pas de géants, n'étaient pas à cette époque plus
avancés que nous.

Si nous comparons les portraits du général Washington
avant qu'il eût perdu ses dents à ceux qu'il fit exécuter lorsqu'il eut adopté un ratelier, nous voyons que, dans ses der-
niers, ses lèvres sont projetées en avant d'une façon incroyable,
et cette projection résulte du volume énorme de l'ivoire employé comme base de son ratelier, qui cependant avait été
confectionné par Greenwoods, l'un des praticiens les plus en
renom à New-York.

Greenwoods ne croyait pas qu'on pût diminuer la masse de
la base sans nuire à sa solidité.

Il existe un autographe Washington adressé à Greenwoods,
qui nous a été communiqué, et dont nous donnons ici le sens,
sinon la traduction littérale : « Je vous envoie mon ratelier,
dit Washington ; je vous prie de le réparer sans délai, car
j'éprouve beaucoup de difficulté à parler avec celui qui me
reste, et sans ratelier je ne puis parler du tout. Envoyez-moi
en même temps, je vous prie, un pied de ressorts et deux
pieds de fil d'or pour attacher les ressorts. »

En France, il y a soixante ans, la plupart des dentistes ne
construisaient de rateliers qu'avec des ressorts en baleine, et

adaptaient les dents de cheval marin, de bœuf, ou les dents humaines au moyen du pivot et de la ligature métallique. M. Audibran, en 1808, regardait l'emploi du cordonnet de soie ou boyau de Florence pour attacher les dents artificielles, comme une innovation des plus heureuses ; aussi, donnait-il à ce cordonnet le nom de *lien odontotechnique.* A la même époque, ce praticien, déjà fort estimé, accordait sa préférence aux dents de bœuf, qui, selon lui, offraient un émail plus épais, qui se cassaient moins et noircissaient moins que les dents naturelles.

Ainsi, même au commencement de ce siècle, l'art dentaire se trouve à peu de chose près dans les mêmes conditions que sous les premiers empereurs romains; à peine a-t-il reçu une impulsion sensible des travaux, si remarquables cependant, de Fauchard et de Bourdet (1727-1756).

V.

La dent minérale, aujourd'hui en vogue parce qu'elle est la seule logique, ne fut pas, lors de son apparition, acceptée sans conteste.

Les choses véritablement utiles passent toujours par une regrettable série d'épreuves. C'est d'abord l'indifférence et l'apathie qu'elles rencontrent, puis l'opposition systématique; mais l'inventeur sait qu'il faut que la lumière se fasse tôt ou tard et il en appelle à l'avenir, cet avocat providentiel des vérités méconnues.

La dent minérale est due, disent les uns, à un apothicaire de St-Germain-en-Laye, nommé Duchateau, à un chirurgien de Paris, nommé Dubois-Chément, disent les autres.

Nos recherches nous ont conduit à découvrir une communication sur les dents minérales faite en 1776 à l'académie de chirurgie par le sieur Duchateau et une dissertation sur *les*

nouvelles dents et les rateliers sans odeur lue devant la société
de médecine en 1789, par le sieur Dubois-Chément.

La priorité semblerait appartenir à Duchateau, mais nous
trouvons dans l'ouvrage de Fauchard, chap. 19, intitulé
Manière d'émailler les dents et les dentiers artificiels, un pas-
sage qui prouve que ce praticien devança Duchateau :

« Les avantages de l'émail employé aux dents artificielles, dit Fauchard, ne se bornent pas seulement aux ornements qu'il procure,
mais il en résulte encore que les dents et les dentiers émaillés de
même, peuvent durer un temps très-considérable, puisque l'émail
est très-peu susceptible de changement et d'altération.

« La première tentative pour obtenir des dents incorruptibles, a dit
Oudet (rapport à l'Académie impériale de médecine, 1854), est assuré-
ment due à Fauchard. L'émail minéral est la substance qu'il adopta
et employa avec succès ; mais une difficulté se présentait : la nou-
velle matière ne pouvait réellement remplacer l'hippopotame qu'à la
condition de donner comme lui de grandes pièces d'un seul morceau.
Fauchard eut recours à un expédient ingénieux qui éludait en partie,
mais ne résolvait pas la question. Les pièces fabriquées à l'ordinaire,
il les recouvrit d'un émail imitant plus ou moins les dents et les gencives. Le corps de la pièce n'étant pas garanti par cette couche
superficielle, restait accessible à la corruption ; mais cette corruption
était moins rapide, et la partie exposée au regard était moins susceptible de se noircir. Il y a lieu de conjecturer que l'habile dentiste
porta dans la suite le perfectionnement plus loin, mais ses écrits ne
le disent pas expressément. »

Duchateau ne paraît pas avoir cherché à tirer parti de son
invention ou plutôt de l'idée que lui avait suggérée la lecture
de l'œuvre de Fauchard.

Dubois-Chément, au contraire, se remua et lutta longtemps
pour faire reconnaître la supériorité de ses dents minérales.
Malheureusement les spécimens qu'il présentait n'étaient pas
faits pour provoquer l'enthousiasme, ses dents étaient gros-
sières et n'avaient point les nuances de la dent naturelle. Il
publia plusieurs brochures qui n'étaient pas écrites pour atté-

nuer l'opposition qu'il rencontrait ; il préconisait emphatique-
ment ses produits et il avilissait et vilipendait les systèmes
connus; mauvais moyen pour se faire écouter. Lui-même avait
donné le ton et les praticiens qui prirent la plume pour lui
répondre ridiculisèrent son invention sans la discuter. Dubois-
Chément découragé se retira en Angleterre.

Quelques années s'étaient à peine écoulées, qu'un de ses
parents, Dubois-Foucou, qui s'était montré l'adversaire le
plus acharné des dents minérales, se déclara tout à coup zélé
partisan du système, et se fit en France son véritable révé-
lateur.

Les dents minérales n'obtinrent point néanmoins leurs
lettres de naturalisation du jour au lendemain. Bien que Fonzi,
Desforges et Pernet se fussent adonnés à la fabrication
des dentiers en pâte minérale, bien que Fonzi, en fixant dans
la pâte des crampons de platine, eût trouvé la dent minérale
isolée, progrès immense, la fabrication des dents minérales
laissait dans le principe tant à désirer que Duval, dans son
Dentiste de la jeunesse (quantum mutatus ab illo), s'écriait : Il
faut se donner bien garde de s'en servir pour manger, quelque
solidité que puisse leur donner la main la plus habile.

Duval enveloppait, du reste, dans le même ostracisme,
toutes les autres espèces de dents artificielles, et son opinion
était partagée par Ricci, qui, en 1802, avait imaginé de monter
des dents naturelles sur des bases en hippopotame, et par
Massé, dentiste, de Versailles, praticien distingué, qui avait
trouvé l'ingénieux procédé des petits ressorts ou crochets
pour maintenir les pièces, en les appuyant aux dents restantes.

A la même époque, la fabrication des dents minérales, en
Amérique, où elle était pratiquée depuis quelques années, ne
donnait guère plus de sujets de satisfaction. La fabrique ex-
ploitée par M. Planteau, à Philadelphie, ne livrait aux dentistes que des dents opaques, dont la forme et la couleur
étaient loin de rappeler les dents naturelles ; mais, quelque

imparfaite que fût cette fabrication, le secret de la composition de la pâte, et du mode de cuisson était sévèrement gardé.

Du reste, à quelques rares exceptions près, l'art dentaire était plutôt exercé par des industriels que par des hommes de science, par des gens dénués de cet esprit d'émulation dont les praticiens étrangers nous ont depuis donné l'exemple.

La science, a dit Velpeau, n'a pour but que l'humanité; l'industrie n'a pour but que soi-même. Nous pouvons avancer que les dentistes étaient alors, avant tout, industriels. En disant *alors*, nous ne prétendons pas qu'il n'en soit plus de même aujourd'hui. Si, comme jusqu'en 1835, nous ne voyons plus ces tableaux de femmes-dentistes que rappellent les enseignes de sages-femmes, et qui étalaient au regard du passant le spectacle peu attrayant d'une figure déformée par une fluxion monstrueuse, nous retrouvons aux portes des praticiens du jour des cadres constellés de rateliers mouvants, qui feraient à coup sûr prendre ces dentistes moins pour des chirurgiens que pour des tablettiers. Aujourd'hui, comme alors, la majorité des dentistes se préoccupe bien peu de l'art de guérir et de conserver les dents; l'extraction et la pose des dents artificielles sont plus lucratives. Si alors on se servait, pour obturer les dents, d'un métal fusible dont l'oxydation ne se faisait pas attendre, et dont la rétraction, produite par le refroidissement, donnait naissance à des cavités où s'introduisaient la salive et le détritus alimentaire, ce qui augmentait les causes de carie, au lieu de les diminuer, aujourd'hui, cette opération est encore plus pitoyablement accomplie. Que de dentistes ne prennent pas le temps de curer la cavité, et emploient comme agents obturateurs des mastics de fantaisie, parce que, s'ils faisaient usage de l'or et du platine, ils ne pourraient allécher le public par un rabais fabuleux, et que, étrangers aux connaissances chimiques, ils ne sauraient trouver d'agents efficaces à défaut de ces obturateurs de premier ordre!

Mais revenons à notre sujet.

Quelque grande que soit la variété des noms ronflants dont le charlatanisme a doté les dents artificielles pour donner le change sur des systèmes discrédités, et embarrasser le client dans son choix, il n'est, en réalité, que trois espèces de dents artificielles : les dents humaines, les dents osanores (ou d'hippopotame) et les dents minérales.

VI.

La dent humaine, assez improprement appelée *fausse dent naturelle*, fut longtemps la plus recherchée, car, lorsque la nuance était bien choisie, il était difficile, impossible, pourrions-nous dire, à l'œil le plus investigateur, de la distinguer parmi les autres dents naturelles ; et cette identité explique pourquoi on a, durant tant d'années, eu recours à l'opération berbare de la transplantation. Cette mutilation, que tout sentiment d'humanité réprouve, avait, nous l'avons vu, ses inconvénients. Souvent, la dent arrachée pour être transplantée dans l'alvéole saignante différait de forme et de longueur, de celle qu'elle était appelée à remplacer ; souvent encore, elle affectait une autre direction ; il fallait l'ajuster, et, lors même que l'opération était habilement conduite, il survenait des fluxions, des abcès, des fistules, des inflammations qui chassaient le corps étranger, et c'était à recommencer. La dent humaine n'était pas seulement transplantée, on la posait encore, comme la dent en cheval marin, avec le secours des

ligatures et des pivots, et les avulsions accomplies dans la
bouche du pauvre n'ont cessé que lorsque le génie mercantile
des Juifs a fait affluer dans le cabinet des dentistes une quantité suffisante de dents naturelles.

Ce sont aujourd'hui les cadavres des hôpitaux qui fournissent la précieuse marchandise. C'est dans les ambulances
que les Juifs font leurs plus belles récoltes; en temps de
guerre, les dentures blanches et complètes abondent.

Pour bien faire voir que leur marchandise est fraîche, les
vendeurs ont soin de laisser pendre aux dents des lambeaux
de gencives.

Ces dents ne se comportent pas dans la bouche autrement
que les dents vraies ; elles s'altèrent au contact du suc gastrique et des ferments putrides que contient le détritus
alimentaire. Chez les femmes, durant leur grossesse et l'allaitement, et chez toute personne à tempérament lymphatique, la
dent humaine ne résistera pas longtemps; mais elle se conser-
vera un laps de temps assez considérable chez les individus
d'un tempérament franchement sanguin, qui n'auront perdu
leurs dents que par suite d'accident ou de négligence. Beaucoup de personnes répugnent à porter, malgré l'aspect tout à
fait naturel qu'elles ont, des dents de mort ; cette répugnance
se comprend, et nous n'essaierons jamais de la combattre.

L'emploi de la dent artificielle en ivoire (osanore) date de
l'enfance de l'art. Cette dent était, nous le confessons, véritablement utile..... avant qu'on eût trouvé mieux. Son usage
fonctionnel est facile et commode; mais quel horrible inconvénient que sa décomposition rapide!

Les dentistes étrangers ont peine à croire que les osanores
aient droit de cité parmi nous, et ils ne savent ce qu'ils doivent
admirer le plus, ou de l'aplomb du spécialiste qui débite pareille marchandise, ou du béotisme du public, qui se prête à
cette spéculation sans mot dire.

Maintes fois des praticiens distingués ont cherché à éclairer ce public bénévole, et, en disant la vérité sur la dent d'ivoire, ont bien cru prononcer son oraison funèbre. Il n'en a rien été, *vox clamavit in deserto*. Du reste, chaque fois que la dent d'ivoire a pu craindre que l'engouement se détachât d'elle pour se porter sur un autre système de dents artificielles, elle a changé de nom ! — La dent d'éléphant et de cheval marin devint d'abord *hippopotame;* mais la ruse était trop grossière; le bout de l'oreille est bientôt venu à passer ; alors, la dent d'hippopotame a été baptisée *osanore*, nom qui défie le savoir du plus patient chercheur d'étymologie.

L'Osanore ne s'est point clandestinement présentée ; elle a fait son entrée au grand jour dans sa bonne ville de Paris. Son parrain, digne émule de Barnum, la fit précéder de l'orchestre le plus complet que jamais le charlatanisme prit à sa solde. Un poëte célébra même dithyrambiquement la naissance et les vertus de la précieuse *osanore*. Il est vrai que ce Pindare a chanté tour à tour la Pologne et le Rob Laffecteur, la bataille de Magenta et la moutarde blanche.

Si la poésie vit de fictions, c'est surtout lorsqu'elle célèbre les *osanores*.

Ces dents se pénètrent et s'imprègnent facilement des humeurs buccales et des acides résultant de la décomposition des aliments ou existant dans ces aliments avant leur introduction. Aussi, quelques jours suffisent-ils pour donner aux osanores un ton jaunâtre des plus désagréables à l'œil et pour les doter d'une fétidité contre laquelle est impuissant l'usage fréquent de la brosse.

Tout produit animal, et ceci est une loi chimique, est putrescible, corruptible et décomposable.

On rencontre dans les *Anecdotes historiques, littéraires et critiques sur la médecine, la chirurgie et la pharmacie,* un mot d'autant plus connu qu'il est fort méchant, tout en n'étant que l'expression de la vérité. Une jeune femme avait, dans un salon, chanté d'une façon ravissante un morceau dont les paroles avaient fait sensation. Parmi les auditeurs qui s'approchèrent pour la féliciter se trouvait le docteur Suc. Par malheur, l'habile chanteuse avait une haleine trop caractérisée. « Voilà, certes, dit *mezzo voce* le malicieux docteur, une fort jolie voix et de fort belles paroles ; mais l'air n'en vaut rien. » L'infortunée avait des osanores (1).

Trois catégories de dentistes emploient aujourd'hui cette sorte de dents : 1º les dentistes octogénaires, *laudatores temporis acti*, parce qu'ils ne savent pas faire autre chose ; 2º Quelques praticiens dont la clientèle aristocratique ne regarde pas à renouveler ses rateliers deux ou trois fois l'an ; 3º enfin, certains industriels qui se sont improvisés dentistes du jour au lendemain, comme tel bonnetier failli-récidiviste, tel laquais de dentiste, congédié pour paresse ou friponnerie, ou tel cabotin sifflé, qui commettent les plus scandaleux abus en bénissant les législateurs du 19 ventôse, an XI, pour leur mutisme touchant l'exercice de la chirurgie dentaire. Le luxe de leurs appartements et leurs réclames à haute pression attirent chez eux la foule, qui va leur porter beaucoup, pour recevoir bien peu.

En effet, l'hippopotame coûte environ vingt francs le kilogramme ; on comprend quelle quantité de dents et de rateliers ils peuvent en tirer ; le prix de revient et de mise en œuvre est presque nul, le bénéfice est donc bien clair.

Lorsqu'une personne mécontente d'un ratelier fourni, du ton jaunâtre qu'a revêtu sa pièce, de l'odeur fétide qu'elle répand, court adresser de justes reproches au spécialiste, elle trouve celui-ci prêt à la riposte ; il est trop habitué aux récriminations pour être pris au dépourvu. « J'ignorais, lorsque vous êtes venu chez moi, dit-il au plaignant, que votre état

---

(1) Nous croyons que le mot appartient à Benserade, mais tant pis pour Benserade qui n'est plus là pour le revendiquer.

sanitaire ne fût pas parfait ; votre teint ne pouvait me faire diagnostiquer aucun désordre dans vos fonctions digestives. Si je me fusse tenu en garde contre l'acidité si prononcée de vos humeurs, je vous eusse fait un ratelier de toute autre nature. » Et le client crédule ne sort du cabinet qu'avec un nouveau ratelier qu'il paie aussi grassement que le premier, sincèrement désolé d'avoir appris, chose dont il ne se doutait pas, qu'il existait des perturbations dans son organisme.

L'exploitation de l'hippopotame vaut celle d'un *placer* ; on vendra encore longtemps des osanores (1).

(1) Nous voulons corroborer ici notre dire de l'appréciation émise sur ces dents par plusieurs notabilités de la science dentaire.

« Ces dents sont sujettes à une carie artificielle qui se communique aux dents saines, elles ne sont employées que par les dentistes ignares ou ces industriels sans conscience qui savent qu'un jour ou l'autre ils remplaceront par de l'hippopotame toutes les dents naturelles de leurs clients. »

« Ces dents n'ont aucune durée : elles jaunissent et se putréfient avec la plus grande facilité ; les personnes qui se laissent prendre aux promesses de la réclame ne tardent guère à reconnaître qu'elles ont été dupes de l'ignorance et de l'effronterie des charlatans.

« L'inconvénient des matières animales est, chacun le sait, de s'altérer, de jaunir, de se déformer sous l'action des liquides de la bouche, et d'affecter très-désagréablement la vue et l'odorat. »

« Les pièces dentaires que certains dentistes débitent communément sous la dénomination d'osanores se pénètrent et s'imbibent des sucs salivaires et des liquides alimentaires ; en quelques jours elles jaunissent, se ramollissent, se déforment ; l'odeur qu'elles exhalent est une véritable infection, elles corrompent les dents saines et sont préjudiciables à la santé. »

Tels sont les termes qu'emploient, pour caractériser les dents osanores, les principaux dentistes américains et, en France, MM. Didier, Oudet, etc.

VII.

Nous avons dit pourquoi plusieurs praticiens distingués
n'ont, dès le principe, montré aucune sympathie pour les
dents minérales. Elles étaient grossièrement façonnées, et ne
péchaient pas moins par la nuance que par la forme ; mais
depuis quinze ans, l'émulation que nous avons signalée chez
les dentistes étrangers (1), et qui a gagné les dentistes français
au point que plusieurs d'entre eux se sont faits fabricants de
dents, a porté cette industrie à un degré de perfection tel que
les dents minérales reproduisent minutieusement aujourd'hui
la forme, les contours, les nervures, la transparence et même
les irrégularités des dents naturelles. Quant aux nuances
obtenues par les fabricants réunis, elles se comptent par
milliers.

Donner la composition des dents minérales, c'est prouver
qu'elles sont inaltérables et que leur durée ne saurait être li-
mitée. Il est, dans la dent minérale, deux parties distinctes : le
corps et l'*émail*. Le feldspath (silicate alumineux assez dur pour
rayer au moins le verre), le silex et le kaolin (terre à porcelaine)
sont les éléments constitutifs du *corps*; le feldspath et quelques

(1) Voir notre travail sur les *dents minérales.*

traces de silex ceux de l'*émail*. Le feldspath devra être d'un blanc éclatant, le silex, cristallisé, et le kaolin le plus pur·qu'il sera possible. Les substances colorantes se composent de mé-taux finement pulvérisés, ou des oxydes de ces métaux : or, platine, oxydes d'urane, de titane, de manganèse, d'argent ou de cobalt ; on les mélange soit avec le corps, soit avec l'émail, souvent avec l'un et l'autre.

Nous n'avons pas à entrer dans les détails de la mise en œuvre. Nous ne décrirons pas plus le mode de fabrication des dentiers artificiels en porcelaine; leur composition et leur coloration analogues à celles des dents ne varient que dans les proportions du mélange. La variété et la richesse des nuances sont telles, que dans les dentiers munis de gencives on croirait voir, à travers l'imitation de la chair, circuler le sang et la vie; mais ces dentiers sont toujours trop pesants, et la difficulté d'annihiler le gauchissement qui se produit pen-dant la cuisson a toujours nui·à la généralisation de leur emploi.

La plupart des métaux ont tour à tour été utilisés dans la fabrication de la base des dentiers ; les praticiens conscien-cieux et instruits s'en tiennent aujourd'hui aux plaques d'or ou de platine, et au caoutchouc vulcanisé.

Malgré les lotions les plus fréquentes, en dépit des bains d'esprit de vin étendu d'eau, nonobstant le concours actif de la brosse, les dentiers à base d'hippopotame dégagent l'odeur la plus insupportable, et leur durée est éphémère.

L'étain a servi aussi de base aux dentiers ; mais, bien que certains dentistes le recouvrissent d'une couche d'or, il ne pouvait guère s'employer, vu son poids, que lorsqu'il s'agis-sait de suppléer à la perte des dents du maxillaire inférieur.

L'aluminium, également adopté pour la confection des bases, n'a eu qu'une vogue passagère; son inaltérabilité ne rencontre plus de croyants ; il est certain que les plats en aluminium sont attaqués par les condiments acidulés, et que les bijoux tirés de ce métal s'oxydent à la chaleur.

Nous nous déclarons partisans du caoutchouc vulcanisé (1),
sans rejeter, toutefois, la plaque d'or d'une manière absolue ;
car, bien que le caoutchouc offre une grande solidité avec peu
de volume, il se présente des cas où la plaque d'or ne saurait
être remplacée ; nous les employons parfois simultanément.

Dans un dentier, le succès dépend de son adhésion parfaite
à toutes les parties sur lesquelles il doit être appliqué , autrement dit, de son ajustement sur les gencives; il est encore
subordonné à la régularité de la forme et au rapport exact de
la pièce inférieure et de la pièce supérieure.

Si le dentier est en hippopotame, comme il faut à chaque
instant porter l'ivoire sur le modèle résultant de l'empreinte,
il s'ensuit que le contact détruit plus ou moins ces ondulations

(1) Chacun sait que le caoutchouc est le suc coagulé de certains arbres, dont
on recueille la sève laiteuse en pratiquant à leur base de profondes incisions.
Il suffit d'abandonner cette sève à elle-même pour obtenir la séparation
des globules qui s'y trouvent en suspension. Les végétaux qui fournissent le
caoutchouc sont principalement le *castilloa elastica*, le *collophora utilis* , le
cecropia pultata , et le *cameraria latifolia* de l'Amérique méridionale.

Lorsque le caoutchouc a été scrupuleusement purifié , sa *vulcanisation*
s'opère par sa combinaison avec le sulfure de carbone et le chlorure de soufre.

Le procédé d'Hancock et Broding , à qui est due la découverte de la vulcanisation (1845), consiste à exposer la feuille de caoutchouc à un courant de
vapeur chauffée à 60 degrés, que l'on a déjà fait passer sur du soufre fondu. Si
l'on suit le procédé de Parkes et Péroncel, qui est généralement employé , on
plonge à deux reprises le caoutchouc dans un bain de sulfure de carbone
additionné de deux pour cent de chlorure de soufre, et l'on a soin de mettre un
intervalle de cinq minutes entre les deux immersions. Un habile chimiste français, M. Gauthier de Claubry, vulcanise le caoutchouc à froid ou à température
ordinaire au moyen d'un mélange de fleur de soufre et d'hypochlorite de
chaux.

Le caoutchouc, ainsi traité, a la propriété de conserver son élasticité d'une
manière égale et permanente à toutes les températures atmosphériques, et
d'être inattaquables par les dissolvants ordinaires. Sa coloration s'opère au
moyen des substances qui colorent la porcelaine ; les nuances obtenues ne
laissent rien à désirer; le praticien peut à son gré lui donner la teinte plus ou
moins rosée de la muqueuse buccale.

à peine sensibles que l'empreinte reproduit déjà si difficilement.

Il en sera de même si la base est en or, et pis encore si elle est en tout autre métal ; en effet, dans ces cas, il faut confectionner un moule et un contre-moule, soit en zinc soit en cuivre rouge et frapper avec de lourds marteaux sur la plaque métallique interposée ; n'est-il pas dès lors impossible de reproduire les délicates nervures, les flexions, les ondulations des parties buccales sur lesquelles doit s'appuyer la pièce? Puis, s'astreindrait-on aux plus minutieuses précautions qu'on constaterait toujours une déformation au moment de la soudure des dents, par suite de la dilatation inégale du métal. Cette déformation peut être atténuée si l'on a soin de faire recuire préalablement la plaque, mais elle n'est jamais annihilée. Avec le caoutchouc toute déformation, tout gondolement, tout retrait sont impossibles, le dentier reproduit les détails les plus minutieux des gencives.

Aux facilités d'exécution le caoutchouc joint l'avantage d'être sans éclat métallique et susceptible néanmoins d'un extrême poli.

Enfin l'élasticité que conserve le caoutchouc, même lorsqu'il est durci, permet aux pièces partielles de se maintenir parfaitement par la simple pression de deux petits points sur deux dents naturelles (1).

_____

(1) L'association de la dent minérale et de la vulcanite (caoutchouc vulcanisé) comme base a révolutionné la prothèse et semble la dernière expression du progrès. Avec elle plus de pivots, plus de crochets métalliques.

Il fallait une habileté extrême pour bien poser une dent à pivot, cette pose exigeait une racine bien saine, l'opération était douloureuse puisqu'elle nécessitait l'ablation du nerf dentaire, et, quatre fois sur dix il en résultait des inflammations, des abcès ou des fistules. Ce système ne pouvait du reste être employé que lorsqu'il s'agissait de remplacer une ou deux dents. Quant aux crochets, on sait quelle influence pernicieuse ils exerçaient sur les dents naturelles, ils rongeaient l'émail des dents qu'ils enserraient.

« Lorsque, disent les notabilités de la science, nous examinons attentivement l'émail des dents sur lesquelles ces crochets ont reposé pendant quelque temps,

Ces propriétés exceptionnelles inhérentes au caoutchouc nous mènent à faire une observation relativement aux dentiers à *succion*. On a fait beaucoup de bruit autour des dentiers dits à *succion*. Ces dentiers ne se fabriquent pas autrement que les appareils à ressorts à boudin. Pour qu'ils puissent tenir dans la bouche, il faut que l'air contenu entre les gencives et les plaques soit aspiré fortement ; si la pièce est bien construite, l'adhésion sera parfaite. Mais pour obtenir cette adhérence, il faut que les plaques qui reçoivent les dents soient plus larges que dans les autres dentiers, il faut qu'elles couvrent une partie de la voute palatine ou toute la surface interne du bord alvéolaire du maxillaire inférieur. Or, il arrive que les saillies trop accusées de ces plaques gênent et agacent la langue, s'opposent à la netteté de la prononciation et que des ulcérations peuvent résulter de la pression constante exercée sur la membrane muqueuse ; et il en est de même pour les dents artificielles montées sur plaques *à cavité*.

nous trouvons, dans la plupart des cas, que les dents naturelles ont subi un changement considérable ; les carbonates et les phosphates sont décomposés et presque dissous, laissant la surface de l'émail poreuse et ayant l'apparence de la craie. L'os est donc bientôt altéré, les tubes cèdent et la carie véritable est établie.

« La vraie cause de la perte des dents, dans ces circonstances, est indubitablement le dépôt, entre les crochets et les dents sur lesquelles ils reposent t, des particules d'aliment, qui, se combinant avec la salive, subissent un changement chimique, d'où résulte un acide. Si nous enlevons de ces crochets un peu de la matière qui s'est formée entre eux et le haut des dents autour desquelles ces crochets passent, et si nous l'appliquons au papier chimique, ce dernier devient immédiatement rouge.

« Si les crochets sont faits en or d'une qualité inférieure, l'action nuisible est augmentée par l'action galvanique. Si la pièce dentaire est faite en hippopotame, ayant des crochets qui entourent les dents naturelles, l'action nuisible est également rapide, puisque l'os devient un absorbant de sécrétions viciées, et est ainsi un véritable poison sur les tissus des organes naturels.

« Grâce à la découverte de la vulcanite, quelles que soient la forme et les particularités que présente la bouche qu'il veut garnir, le dentiste remplace avec le succès le plus complet une dent ou un ratelier entier sans avoir besoin de crochets pour entourer les dents naturelles. »

Mais le plus grand inconvénient gît dans l'extrême conductibilité des plaques métalliques qui transmettent à la muqueuse et au collet des dents les températures variées des substances alimentaires. Or, le caoutchouc, est un fort mauvais conducteur du calorique. C'est donc la seule matière que devraient mettre en œuvre les praticiens qui fabriquent des dentiers à succion.

Conclusion. — Tant que l'art dentaire fut dans ses limbes, et il n'y a pas longtemps qu'il en est sorti, l'appréhension des gens qui, ayant perdu leurs dents, hésitaient à se faire poser des pièces artificielles, était excusable ; mais aujourd'hui elle n'a plus de raison d'être, le seul écueil à éviter est celui du charlatanisme.

L'ignorance de tant de dentistes n'est pas à déplorer seulement lorsqu'ils enlèvent à de pauvres enfants huit ou dix dents *pour faire pousser les autres dans une bonne direction*, lorsqu'ils brisent les mâchoires en opérant l'avulsion de dents qui pourraient être parfaitement guéries, elle est surtout redoutable lorsqu'il s'agit de poser les dents ou les dentiers artificiels. C'est ici que la rapacité vient ajouter aux dangers que l'incapacité fait naître.

La seule chose qui malheureusement préoccupe la plupart des dentistes, est la livraison immédiate d'un ratelier; plus vite la pièce sera fournie plus tôt l'argent sera encaissé. Pourquoi scruteraient-ils l'état de la bouche? A quoi leur servirait-il, d'ailleurs, de reconnaître que les gencives sont malades, que les dents restantes et les alvéoles sont affectées puisqu'ils ne sauraient prescrire ni appliquer aucun traitement préparatoire.

Quelque parfaite que puisse être l'exécution d'un moignon ou d'un ratelier, si la bouche est malade au moment de la pose, la pièce artificielle aggravera les effets morbides, provoquera l'inflammation des alvéoles et des gencives, exaspérera la sensibilité, et lorsque la bouche après un long traitement rentrera dans son état normal, le ratelier ne pourra plus servir. En effet, lorsque l'avulsion ou la resection de dents malades ou de racines ont été jugées indispensables, il se fait un travail de réparation, qui demande un certain temps pour s'accomplir, et la pièce qui, au moment de son adaptation, s'ajustait parfaitement, porte sur les gencives d'une manière inégale et se trouve forcément repudiée.

L'application prématurée d'un dentier artificiel a causé à bien des gens les douleurs les plus atroces.

Beaucoup de personnes se sont fait poser des dents et des rateliers et ont renoncé tout à coup à leur emploi, c'est qu'elles s'étaient adressées à des praticiens sans conscience qui leur avaient assuré qu'au bout de vingt-quatre heures, elles pourraient broyer et digérer du silex. Quelle que soit la perfection d'un dentier, on ne mâchera pas avec *ex-abrupto*, il faut en toute chose un apprentissage ; mais lorsque le dentier se moule exactement sur les dépressions gingivales, lorsqu'on s'est rendu compte de son mécanisme et que l'usage a fait apprécier tous les services qu'il peut rendre, on ne saurait s'en séparer ne fût-ce que vingt-quatre heures.

Nous terminons en reproduisant deux axiômes, que le lecteur a rencontrés déjà dans le cours de ce travail :

« Dès qu'on a perdu deux molaires, on doit avoir recours à la prothèse ; essayer de mâcher avec les incisives, c'est les vouer à une prompte destruction. »

« Toutes nos dents ont entre elles une telle harmonie qu'aucune ne peut disparaître sans que les dents voisines ou correspondantes n'en souffrent à l'instant. »

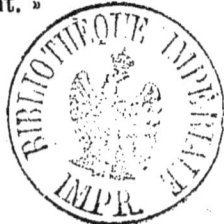

Tours, imp. Ladevèze.

www.ingramcontent.com/pod-product-compliance
Lightning Source LLC
Chambersburg PA
CBHW071442200326
41520CB00014B/3796